LES MALADIES DE L'ESTOMAC

Gaster, voilà le nom que les Grecs donnaient à l'estomac, et comme la langue médicale est formée de racines grecques en partie, gastrique est un adjectif souvent employé pour désigner que le quelque chose dont on parle a rapport à ce viscère. On dit par exemple : une affection gastrique, le ventricule gastrique, la muqueuse gastrique. Ce qu'on appelle muqueuse, c'est une peau interne; par exemple, la peau qui tapisse les lèvres est une muqueuse; la peau qui tapisse intérieurement la bouche est une muqueuse; la peau qui tapisse l'estomac est une muqueuse; c'est la muqueuse gastrique toute parsemée des orifices de petites glandes fabriquant un liquide appelé suc, dans lequel les aliments dits albuminoïdes comme la viande maigre, le blanc d'œuf, le fromage maigre se dissolvent ainsi que du sucre ferait dans l'eau. Cette solution constitue ce qu'on appelle une solution de peptone et passe dans le sang de la manière suivante.

Prenons par exemple un rond de serviette; la comparaison est vulgaire : fermons une des extrémités par une membrane de parchemin et, remplissant d'eau simple ce vase de notre invention, plaçons le tout dans un bassin d'eau salée, de façon que la membrane de parchemin sépare les deux liquides; immédiatement, au travers de cette membrane il va se faire un échange dans de telles conditions que l'eau simple passera dans l'eau salée.

Si nous appliquons à l'estomac ce que nous venons de voir, la membrane de parchemin sera la muqueuse gastrique ; l'eau simple sera représentée par la dissolution de peptone et l'eau salée par le sang contenu dans les vaisseaux qui rampent sous la muqueuse stomacale. Mais, autre chose. Certains physiologistes prétendent que la muqueuse gastrique ne sert nullement à l'absorption. Ils ont peut-être raison. Pour eux, cette muqueuse ne sert absolument que comme membrane de soutien des orifices des glandes à suc gastrique ou à pepsine.

En tous cas, que la muqueuse de l'estomac absorbe ou n'absorbe pas les peptones résultant de l'action du suc gastrique sur les substances alimentaires albuminoïdes, occupons-nous de cette action.

Les glandes à suc gastrique ou à pepsine sont si nombreuses qu'elles constituent presque à elles seules l'épaisseur de la muqueuse, et leur

Conférences de Médecine Populaire

PREMIER FASCICULE

LES MALADIES DE L'ESTOMAC

PAR

Le Docteur A. BAZIN

TROYES
CHEZ TOUS LES LIBRAIRES
1887

Conférences de Médecine Populaire

PREMIER FASCICULE

LES

MALADIES DE L'ESTOMAC

PAR

Le Docteur A. BAZIN

TROYES
CHEZ TOUS LES LIBRAIRES
—
1887

pression l'une contre l'autre fait que leur réunion sous le microscope donne à l'œil l'aspect prismatique des rayons de cire d'abeilles.

L'estomac a la forme d'une cornue de laboratoire ou d'une poire dont la grosse extrémité est placée sous les côtes à gauche et la petite extrémité sous les côtes à droite. Les aliments arrivent de la bouche dans l'extrémité gauche par un tube appelé œsophage et sortent par l'extrémité droite en traversant un rétrécissement appelé pylore. Pour passer par le pylore, les aliments ont besoin d'être réduits en purée, et c'est précisément ce rôle que vont remplir trois couches de muscles entourant la muqueuse de l'estomac. Ces muscles se contractent, malaxent les aliments en les mettant en contact avec la muqueuse gastrique qui va les humecter du suc sécrété par ses glandes et une fois le mélange bien intime, une fois toutes les parties bien humectées, bien pulpeuses, le bol alimentaire traversera par petites fractions l'ouverture pylorique et descendra dans l'intestin grêle où, subissant une dernière action du suc pancréatique, du suc intestinal et de la bile, ses parties dissoutes passeront par osmose ou dialyse dans les vaisseaux chylifères et veineux des villosités. Il faut donc bien des choses pour qu'une bonne digestion ait lieu. Il faut que les muscles de l'estomac soient assez puissants pour bien broyer le bol alimentaire. Or, le travail de ces muscles dure environ trois heures à chaque digestion.

Quelques fois, dans une affection que l'on rencontre souvent chez les gros mangeurs, ces muscles sont très allongés, amincis, incapables de sérieuses contractions; l'estomac en entier est distendu, dilaté et la digestion des substances dites lourdes dure cinq et six heures ; en d'autres termes, les muscles de l'estomac allongés, fatigués, mettent cinq ou six heures à faire passer dans l'intestin le bol alimentaire.

Les vieillards aux muscles amaigris qui, comme on dit vulgairement, n'ont plus que la peau et les os, bien que n'étant pas gros mangeurs, sont dans les mêmes conditions, mais pour une autre cause. Chez les uns, ce qui a déterminé la dilatation de l'estomac, c'est l'abus de manger; les muscles étaient bons mais ont été forcés; chez les autres, l'alimentation n'a pas été trop considérable, mais les muscles gastriques se ressentant de la sénilité de l'individu n'ont pas une puissance comparable à celle d'autrefois. D'où, en fin de compte, les causes étant différentes, les résultats sont les mêmes.

Enfin, une autre cause, commune aux vieillards et à certaines personnes plus jeunes, c'est la mauvaise dentition. Certaines personnes, jeunes ou âgées, mais privées de dents, avalent presque sans mâcher; c'est un surcroît de travail pour les muscles gastriques; c'est ce qui précisément amènera leur fatigue plus rapide, leur allongement, la dilatation entière du ventricule, la congestion inflammatoire de la muqueuse et l'expulsion immédiate des aliments non digérés et incapables de l'être.

Il faut que les glandes à pepsine sécrètent, versent à la surface de la muqueuse stomacale le liquide appelé à humecter, à transformer en peptones, à dissoudre les substances alimentaires. Pour cela, il faut avant tout que le système nerveux végétatif soit sain, car c'est lui qui incité par l'arrivée des aliments, commande aux glandes de sécréter, de fabriquer, de verser le liquide digestif à la surface de la muqueuse. Or, si ce système nerveux végétatif est malade, la sécrétion sera vicieuse. Une personne aliénée mentalement ne l'est que parce que son système nerveux de relation est en perturbation; la folie n'est qu'une aberration nerveuse. Il peut en être de même du système nerveux végétatif, et de sa perturbation résultera une aberration de sécrétion.

De là, de sa part, l'ordre donné aux glandes de fabriquer un liquide qui ne renfermera que peu ou point de cellules peptogènes. De là, de sa part, l'ordre donné aux glandes mucipares qui avoisinent le pylore de fabriquer du mucus en quantité; de là, les pituites, les fermentations remplaçant les digestions.

Il faut que le système nerveux végétatif soit sain pour commander aux glandes; il faut aussi que ces glandes le soient elles-mêmes et que les tubes par lesquels chacune d'elles verse le résultat de sa sécrétion soient perméables.

Or, depuis quelques années, les gens ont fait tout ce qu'ils ont pu pour obturer les conduits de ces glandes. Je m'explique. Quand on a du goudron aux mains, on a beau les laver, il est impossible de s'en débarrasser. Quand on a avalé une, deux, dix, cent perles de goudron si à la mode dans ces derniers temps, on a dans l'estomac une vaste couche de cette substance étendue partout pour six mois; les orifices des glandes sont obturés; il n'y a plus de sécrétion gastrique, et voilà un estomac perdu pour longtemps. Mais, si vous avez perdu votre estomac, grâce à votre crédulité, certains industriels ont fait fortune; c'est tout ce qu'ils désiraient.

Il est certaines conditions de décubitus qu'il faut aussi rechercher pour favoriser les digestions. Les aliments entrant dans l'estomac par son extrémité gauche et sortant par l'extrémité droite, il en résulte que le repos sur le côté gauche exige de la part des muscles gastriques un surcroît de travail, puisque pour sortir de l'estomac, le bol alimentaire devra remonter à droite. La situation sur le dos sera le plus convenable, parce que l'expulsion sera abandonnée aux muscles sans exiger un grand effort et seulement au fur et à mesure de la malaxation. Le décubitus sur le côté droit, bien qu'à première vue paraissant préférable, ne convient pas néanmoins, car, dans cette situation, la pesanteur amènera sur l'orifice pylorique que nous avons représenté comme laissant seulement passer le doigt, la pesanteur, dis-je, amènera sur cet orifice morceaux de viande non malaxés et viande réduite en purée ; les muscles gastriques se contracteront, se tétaniseront pour détruire l'obstacle, et il en résultera un état inflammatoire qui ne sera point fait pour favoriser le travail digestif.

Puisque depuis un bout de temps nous disons que le suc gastrique transforme en peptones les substances albuminoïdes, il y aurait lieu de vous parler un peu de ces dernières.

On appelle ainsi des substances azotées neutres existant très abondamment dans les animaux et les végétaux et se rapprochant par leur composition du blanc d'œuf ; ainsi la fibrine qui dans le sang sorti de la veine constitue le caillot ou coagulum ; ainsi la caséïne du lait qui coagulée constitue le fromage. Ces substances seront donc d'autant plus faciles à digérer, à transformer en peptones quelles seront réduites en plus petits fragments et je ne connais rien de plus léger que le vulgaire fromage mou. Il y a loin de là à la légende, au préjugé si répandu dans le monde qu'il faut surtout aux enfants chétifs faire manger des beefsteacks que la plupart du temps les pauvres petits avalent à peine mastiqués ce qui assurément ne vient pas en aide à la reconstitution de leur estomac. Du fromage mou les nourrirait beaucoup mieux et serait plus digestible.

Un jeune enfant qui a besoin de se développer trouve dans le lait les éléments nécessaires à sa vie, le fromage mou vulgaire devra les renfermer puisque c'est du lait duquel on a rejeté la partie aqueuse ou petit lait. L'œuf renferme les matériaux nécessaires à la constitution de la chair puisqu'un poulet se développe à ses dépens. Enfin à un estomac débilité et malade il faudra donner non la viande, mais le jus, obtenu à l'aide de la presse, après avoir préalablement chauffé sur les charbons ardents les deux côtés du beefsteack. L'administration de ce jus a fréquemment suffi à faire disparaître une diarrhée symptomatique de gastro-entérite. En effet la viande absorbée en nature par un estomac malade en entretient l'inflammation et celle de l'intestin comme je l'ai dit ailleurs. L'administration du jus de viande ne nécessitant qu'un travail négatif, permet le repos du viscère dont la guérison est alors plus rapide.

Vous rencontrez dans la rue un pauvre hère à la face pâle et décharnée, aux traits amaigris. Croyez-vous que les muscles de son estomac soient meilleurs que ceux du reste de sa personne? Assurément non. Quelque soit sa situation pécuniaire, il mange avec dégoût parce qu'il faut manger et les tuniques musculeuses de son viscère gastrique agiront de même. Il avale les aliments à peine mastiqués par insouciance ou faiblesse et les muscles de son estomac maladif se ressentant de l'asthénie de toute sa personne ne se contractent que lentement.

La réduction en pulpe de la substance alimentaire pour être complète mettra six heures au lieu de trois.

Or, comme au bout de cet espace de temps, on se remet généralement à table, le ventricule gastrique ne sera jamais à vide et sera soumis à un travail perpétuel. Le *sine qua non* de la santé exige un repos égal au travail ; si l'estomac travaille sans relâche, il ne se repose pas ; la fatigue vient et il est alors absolument impossible de digérer quoi que ce soit. Pour que le travail gastrique soit de bonne nature, il faut qu'à trois heures de digestion succèdent trois heures de repos pendant lesquelles la nature prend son élan ; après celles-ci les aliments ingérés titillent la muqueuse, le sang s'y porte, congestionne les glandes à pepsine et celles-ci sécrètent le suc gastrique. Or, si la digestion a duré six heures pour être plus ou moins bonne, la nature n'a pas eu le repos nécessaire entre deux digestions qui se sont succédé sans interruption ; partant, la sécrétion gastrique a été imparfaite, incomplète ou nulle. Les aliments d'une digestion très facile et ne nécessitant aucun travail de la part des muscles gastriques seront donc ceux qui conviendront le mieux aux tempéraments débilités dont les tissus musculaires seront tombés à l'état rudimentaire.

De nos jours de recherches microbiotiques, je crois qu'il y aurait lieu de tenir compte des conditions énumérées ci-dessus ; car de deux choses l'une, ou bien le microbe nous dévore, ou bien nous dévorons le microbe et il y a tout lieu de craindre que la première situation se réalise étant donnée la mauvaise qualité digestive du suc gastrique de l'individu. J'admets bien le bacile de la tuberculose car on ne peut le nier, mais il faut aussi se demander s'il s'implante chez l'individu quel qu'il soit et le détruit ; ou bien si l'individu a besoin d'offrir au bacile un terrain spécial et prédisposé auquel cas l'homme chétif dont nous parlions tout à l'heure fournirait bien les conditions nécessaires.

Parmi les conditions utiles, avons nous dit, à une bonne digestion, il faut que la muqueuse gastrique titillée par l'arrivée des aliments se congestionne. La congestion est commandée médiatement par l'apport alimentaire et immédiatement par les nerfs vaso-moteurs des vaisseaux. Cette congestion préjuge donc l'intégrité du système nerveux, car, sans elle, la congestion peut ne pas être ou bien la sécrétion gastrique qui va en résulter peut être de mauvaise nature. J'ai vu un malade atteint d'affection du foie et de l'estomac, qui, soigné très intelligemment par deux confrères distingués, ayant institué un traitement s'adressant à la lésion de celui-ci, n'en retirer aucun résultat.

Appelé en consultation, je jugeai le système nerveux être la cause des désordres observés et m'attachai à le rétablir dans son intégrité. A cet effet, je prescrivis continuellement la glace à l'intérieur pour empêcher les vomissements et faire tolérer le bromure de potassium, duquel j'attendais beaucoup ; puis je fis appliquer un vésicatoire à demeure au bas de la nuque et à la grande surprise de tout le monde, huit jours ne s'étaient par écoulés que le malade était rétabli.

Pour que la peptonisation des substances albuminoïdes se fasse dans l'estomac, il faut non seulement la présence de cellules peptogènes sécrétées par les glandes à suc gastrique, mais il faut encore que la sécrétion soit acide. Or, si ces cellules n'ont pas de caractère chimique, il faut donc que l'acidité soit empruntée à un autre élément.

La congestion de la muqueuse, avons-nous dit, est urgente. Mais, cette congestion a lieu pour toute son étendue et non seulement pour les glandes à pepsine ; de là avec les liquides ingérés un échange osmotique duquel il résulte que le sérum sanguin traversant la membrane vient fournir l'appoint acide nécessaire. Par quel procédé la nature parvient-elle à donner à l'estomac un liquide acide à l'aide d'un sérum alcalin, c'est ce que la science n'a encore pu découvrir.

Il est admis par tout le monde que le suc gastrique renferme de l'acide chlorhydrique et nul n'en voit la porte d'entrée. On a bien parlé de la décomposition du chlorure de sodium, mais le procédé de cette décomposition est resté inconnu.

Quand la sécrétion gastrique est de mauvaise nature, quand les muscles flasques et mous sont trop faibles pour réduire en pulpe la substance alimentaire souvent mastiquée incomplétement du fait d'une mauvaise dentition ou pour tout autre motif, la digestion alors se fait en six heures au lieu de trois; la congestion de la muqueuse est perpétuelle; il en résulte un état pathologique; la gastrite est constituée et alors surviennent les vomissements, les pituites, les brûlements ou pyrosis, les éructations nidoreuses. Le bol alimentaire fermente au lieu de digérer; poussé vers l'intestin, il l'irrite à son tour jusqu'à ce que celui-ci l'élimine sous forme de diarrhée.

Pour peu que cet état se perpétue, ce n'est plus bientôt une simple gastrite catarrhale, mais une gastro-entérite avec toutes ses conséquences.

C'est le moment de faire usage de l'eau de Vals qui en s'adressant seulement à l'effet, il est vrai, soulage néanmoins parfaitement le malade. Les acides organiques résultant de la fermentation gastrique sont neutralisés par le sel alcalin de cette eau. De la décomposition de ce sel, il résulte un ou plusieurs autres sels organiques et du gaz acide carbonique, qui en se vaporisant titille la muqueuse, agit par conséquent par action réflexe sur le grand sympathique et celui-ci incité jette dans le viscère une pluie de suc gastrique. Enfin, pendant que l'eau de Vals neutralise ainsi les mauvais effets de la fermentation, la thérapeutique en attaque directement les causes à l'aide des moyens indiqués d'autre part.

Si l'utilité de l'eau de Vals est indiscutable toutes les fois que l'estomac est le siége de fermentations acides, il faut se rappeler qu'on en use aujourd'hui et qu'on en abuse d'une façon banale, de laquelle il résulte de tels inconvénients que souvent on va à l'encontre de son désir.

Pour que la digestion se fasse, le suc gastrique doit renfermer de l'acide chlorhydrique, de l'acide lactique. Si on les neutralise avec le sel des eaux alcalines, plus exactement avec l'alcali lui-même, le pouvoir digestif du suc gastrique disparaît immédiatement.

On ne devra donc faire usage des eaux minérales alcalines, que dans les cas où la dyspepsie est due à la fermentation acide des aliments, et toutes les fois que l'emploi en sera indiqué, il faudra éviter de dépasser le but, éviter de neutraliser les acides utiles en même temps que les acides nuisibles. Ce sera une question de quantité et de tact.

Je m'explique : la soude du sel alcalin neutralise tous les acides utiles et nuisibles. Mais alors, il ne faut pas qu'il reste un excès de ce sel alcalin, car, l'acide carbonique se dégageant, va comme je l'ai dit ailleurs, titiller la muqueuse et exciter la sécrétion du suc gastrique. S'il reste de la soude en excès, il est compréhensible qu'elle va neutraliser ce suc acide et la digestion n'aura pas lieu.

Chez les très jeunes enfants, en raison de la grande quantité de lait qu'ils absorbent, la fermentation lactique donnant une acidité trop grande, se trouve le plus souvent influencée d'une façon heureuse par l'usage de l'eau de Vals, de l'eau de chaux ou de tout autre eau alcaline; la coagulation du caseum se trouve retardée, le liquide acide et en trop grande quantité qui irritait le tube intestinal est neutralisé et sans action nocive.

Or, il ne faut pas non plus dépasser ici la limite convenable.

Chez les enfants, quand il s'agit de la salive, qui doit toujours être alcaline, l'acidité des sécrétions détermine le muguet improprement appelé chancre par les nourrices. C'est un petit champignon blanc qui se développe sur les lèvres, la langue, les replis gingivo-buccaux à la condition d'y trouver un milieu acide. La trop grande acidité du suc gastrique détermine d'abord de la diarrhée simple, puis de la diarrhée inflammatoire, verdâtre, parsemée de grumeaux de lait riziformes. Remarquez que cette diarrhée inflammatoire est verdâtre, c'est un caractère de l'entérite due à l'acidité trop grande des sécrétions, je le répète pour la quatrième fois. On y met bon ordre avec les eaux minérales naturelles de Vals, de Vichy, de Pougues.

Or, voyez encore comme ici il faut éviter de dépasser le but. Deux professeurs distingués de la Faculté, Messeurs Hayem et Damaschimo, viennent de communiquer à l'Académie le résultat de leurs recherches. Ils ont appris qu'une forme de diarrhée verte à coloration due à la présence d'un microbe est susceptible de guérison, selon qu'on faisait usage d'acide lactique. Si donc on emploie l'eau alcaline pour faire disparaître l'acidité trop grande des sécrétions et conséquemment sa diarrhée verte, il ne faut pas dépasser la mesure sous peine de voir apparaître une autre diarrhée verte, aussitôt que l'acide lactique aura disparu entièrement des sécrétions. D'où nous dirons : il y a diarrhée verte quand l'acidité des sécrétions est trop grande et quand elle ne l'est pas assez.

J'ai dit que le suc gastrique est versé à la surface de la muqueuse toute parsemée des orifices des glandes qui l'ont sécrété. Or, pour l'être, il faut que ces orifices soient perméables, et j'ai raconté comment le fameux goudron qui a eu tant de vogue grâce aux réclames des journaux, avait su en comblant perpétuellement, en obturant de sa substance gluante les orifices des glandes, avait su, dis-je, créer de la besogne aux médecins en créant une forme d'apepsie. Or, le goudron n'est pas le seul en cause et vous conviendrez comme moi que toute substance gluante, insoluble dans l'eau et les liquides de l'estomac, est apte à obturer les orifices glandulaires et à empêcher ainsi pour toujours la sécrétion du suc gastrique.

D'autres substances, sans avoir les inconvénients ci-dessus, favorisent néanmoins les désordres et les troubles de la digestion. Ainsi, par exemple, la graine de lin et toutes les substances qui renferment comme elle un liquide mucilagineux : la gomme, la mauve, la guimauve.

Les échanges se font par osmose à travers la muqueuse et sont en cela comparables aux échanges qui se font entre deux liquides à travers une membrane de parchemin les séparant l'un de l'autre. S'ils sont d'une densité différente et de nature cristalloïde comme le sel et le sucre, l'échange, l'osmose est rapide, tandis que s'ils sont de nature colloïde, comme la tisane de graine de lin, de gomme, l'échange n'a pas lieu. La tisane en question ne traversera donc pas la muqueuse et ne servira que comme un cataplasme étendu à sa surface. L'estomac fera des efforts pour l'éliminer et la faire progresser plus loin ; il en résultera pour lui un surcroît de travail quand il avait besoin de repos, et, si l'administration de ces substances est souvent répétée, les muscles gastriques se fatigueront, se laisseront bientôt distendre; le volume du ventricule doublera; la dilatation stomacale sera constituée. L'estomac qui, normal, a la forme d'une poire, dont la petite extrémité appelée pylore est percée d'un trou de forme circulaire laissant passer le doigt; l'estomac, dis-je, dilaté, aura alors sa grande courbure très allongée, et l'ouverture pylorique, entraînée dans l'élongation, le sera elle-même en forme de fente longue de plusieurs centimètres; vous comprenez le mécanisme de cette déformation. Toutes choses faites pour entraver la digestion et la progression du bol alimentaire vers l'intestin. Allongement des fibres musculaires, d'où affaiblissement des contractions par amincissement des parois; dilatation en bissac, d'où difficulté plus grande de progression du bol alimentaire qui devra être projeté en haut dans la direction du pylore, offrant lui-même, par surcroît de mauvaise chance, une fente longitudinale au lieu d'un orifice circulaire.

Voilà l'actif de l'abus des substances difficiles à digérer, et c'est aussi celui des gros mangeurs qui gavant leur estomac, le distendent par une charge trop peu en rapport avec sa puissance. Les fibres musculaires, fatiguées, se laissent allonger comme par l'abus des substances ci-dessus de digestion difficile; elles entrent dans une espèce de parésie spéciale d'où ne les fera plus rien sortir, quoi qu'on en fasse, et dont les seuls médicaments actifs sont les lavages et la noix vomique, à la condition toutefois d'un retour à une hygiène sérieuse.

L'élongation en fente de l'orifice pylorique aboutit aux mêmes résultats que son cancer, avec cette différence que ce dernier empoisonne toute l'économie, tandis que le premier se résume en une affection locale — ce qu'ils ont absolument de commun, c'est que l'un et l'autre, en déterminant l'occlusion de l'orifice, condamnent le patient à mourir de faim.

Le cancer survient souvent, lui, à la suite de la disparition d'un eczéma de la peau. En effet, la muqueuse qui tapisse les voies digestives est bien une peau interne, allant de la bouche à l'anus. La peau est parsemée de glandes sudoripares et de glandes sébacées sécrétant, les unes la sueur, les autres un liquide onctueux. La muqueuse est parsemée de glandes dites à pepsine dans l'estomac et de Liberkünn dans l'intestin; ces deux espèces de glandes correspondant aux glandes sudoripares de la peau. Enfin, on y trouve des glandes à mucus sécrétant un liquide onctueux, filant, correspondant aux glandes sébacées de la peau.

Donc, étant considérée la muqueuse gastro-intestinale comme une peau interne, rien d'étonnant qu'elle soit apte à présenter des lésions de rapport avec la peau externe : d'où la répercussion des affections cutanées. Je me rappelle une dame qui avait eu pendant trente ans un eczéma étendu aux trois quarts de son épiderme extérieur. Sur sa demande, je voulus bien lui donner mes soins; mais lui faisant pressentir le danger d'une répercussion interne, je lui fis appliquer sur le bras un cautère, afin de concentrer là le vice dartreux, herpétique, et je commençai la médication qui consista simplement en l'emploi de l'eau de Vichy à l'intérieur et en lotions de liqueur de Van Swièten à l'extérieur. Je croyais bien que le cautère nous préserverait de tout accident. Il n'en fut rien. En moins de trois mois, l'eczéma de trente ans avait disparu, mais une nodosité cancéreuse se fabriquait dans le grand épiploon, en avant de l'estomac; celui-ci était atteint à son tour; la cachexie se manifestait avec sa teinte jaune paille, la généralisation se faisait partout, et la pauvre malade expirait avec des cancers multiples. Depuis, j'ai eu un autre cas de répercussion à peu près identique.

Un cordonnier, atteint d'eczéma depuis une vingtaine d'années, le voit disparaître en même temps que surviennent des vomissements.

Appelé, je cherche souvent pendant les six mois que dure la maladie si je ne trouverai pas une tumeur quelque part et ne trouve rien. Or, comme dans le cancer du pylore les vomissements sont ou alimentaires ou glaireux sans présenter la coloration marc de café ou chocolat des cancers de l'estomac, je diagnostique le premier en mettant un point d'interrogation, et bientôt la teinte cachectique m'indique que je ne me suis pas trompé. Le pauvre malade est mort de faim. Quand on se trouve en présence d'un malade d'une quarantaine d'années, il faut toujours penser à la répercussion des affections de la peau, demander si une de celles-ci n'a pas disparu, auquel cas il serait urgent avant d'entreprendre un traitement interne de rappeler à l'aide de révulsifs comme le vésicatoire à demeure, l'exanthème disparu, si on peut, en bon langage scientifique, se servir de ce nom générique en parlant de l'eczéma.

Enfin on conseillera l'usage des eaux minérales de Royat ou de Bussang pour couper le vin des repas.

Le vésicatoire à demeure, entretenu à l'aide du papier épispastique pendant un ou plusieurs mois, si besoin est, crée une inflammation cutanée substitutive, qui appelle bientôt à la peau l'eczéma, tandis que l'acide arsénieux, à dose infinitésimale, des eaux de Royat ou de Bussang s'éliminant lentement par la peau, y appelle également le vice de nature herpétique. La muqueuse gastrique se débarrasse petit à petit de son inflammation spécifique; son épithélium se répare intégralement et les fonctions redeviennent normales, l'eczéma gastrique a disparu pour retourner à son vrai lieu d'élection : le derme cutané.

Une cause d'ordre général des dyspepsies, c'est encore le diabète sucré. Ici, l'estomac n'est malade que secondairement. Dans les vaisseaux coule du sirop au lieu de sang. Le système nerveux est mal impressionné, d'où l'utilité du bromure de potassium, que l'on s'adresse à l'origine nerveuse de la cause ou bien à celle des effets. Dans un cas, le plancher du quatrième ventricule cérébral a été atteint, et les viscères dans lesquels le pneumo-gastrique qui en part répand ses branches, le sont aussi. Dans un autre, ces viscères sont primitivement malades et le nerf transmet au cerveau des impressions erronées auxquelles il répond en conséquence et toujours, soit dans ses causes, soit dans ses effets, l'origine est nerveuse, d'où l'utilité du bromure. Les glandes à pepsine mal alimentées par un sang sirupeux et mal impressionnées par des nerfs vaso-moteurs malades ont leur sécrétion pervertie et de mauvaise nature. D'autrefois, leur sécrétion est complètement abolie aussi bien que celle des glandes à mucus. La muqueuse gastrique est congestionnée mais sèche ; les aliments ingérés en y séjournant sans être peptonisés l'irritent et déterminent de la douleur et des vomissements. Parfois le tissu cellulaire sous-muqueux se gangrène par la même cause qui détermine le sphacèle des anthrax si communs dans le diabète. D'autrefois, la sécheresse de la muqueuse gastro-intestinale occasionnée par l'absence de toute sécrétion détermine une constipation opiniâtre et prolongée que que l'on ne fait disparaître qu'à grand peine avec l'huile de ricin.

La congestion de l'estomac est le premier degré de la gastrite. Or, tous les viscères versent leur contenu sanguin dans le foie par une veine qui leur est commune et qu'on appelle la veine-porte. Elle a la forme d'un arbre dont les racines étendues dans les parois des intestins et de l'estomac se réunissent pour se constituer en tronc qui se ramifie à son tour en branches d'une extrême ténuité se répandant dans le foie. Chaque lobule hépatique ou petits grains du foie reçoit un capillaire de la veine-porte et fait subir au sang venu par ce capillaire une certaine élaboration consistant à séparer la bile. Si le foie peut ainsi purifier un litre de sang en une journée et que la veine-porte en amène deux litres, il en résultera que cette veine sera toujours remplie, que ses racines rampant sur l'estomac, la rate, le pancréas, les intestins le seront aussi et que ces organes resteront congestionnés et à la veille d'être enflammés. De là, la congestion du foie, l'embarras gastrique, etc. Les aliments seront bien élaborés dans l'estomac ; mais le résultat de l'élaboration ne trouvant point de place dans les vaisseaux n'y passera point par osmose et le bol alimentaire, substances digérées ou non, passera par le bas et constituera la diarrhée alimentaire.

Puis, pour si peu que cet état se continue, la diarrhée inflammatoire y fera suite, il arrivera de la gastrite et de la gastro-entérite. La médication à instituer sera donc comme régime une diète relative permettant à la veine-porte de n'apporter au foie ses matériaux qu'au fur et à mesure des besoins. Et si l'état inflammatoire est constitué, il faudra faire à l'anus une application de sangsues qui débarrassant de son trop plein la veine hémorrhoïdale affluent de la veine-porte décongestionnera également celle-ci.

Les goutteux non plus ne digèrent pas. Or, ni la pepsine, ni le bromure, ni le bismuth n'ont d'action sur leur estomac. Les soins qui leur conviennent doivent avant tout viser leur état constitutionnel, leur vice du sang ou héréditaire ou acquis.

Comme régime, le lait est leur panacée. Ils en feront le plus largement usage qu'il leur sera possible, mais sans en absorber néanmoins plus d'un litre d'une fois, quitte à en faire plusieurs repas dans la journée. Pris en quantité plus considérable d'une seule fois, le lait amène la dilatation stomacale, tandis que pris souvent et à dose modérée, il permet la digestion sans travail et facilite en nettoyant le filtre rénal l'expulsion des urates restés dans le sang.

Les enfants issus de goutteux apportent en naissant une prédisposition spéciale ; ils sont marqués d'une tare et aptes à devenir scrofuleux, tuberculeux, goutteux eux-mêmes, ou cardiaques. Ils sont prédisposés à la méningite tuberculeuse ou à l'irritation cérébrale. Dans le sens générique du mot, ils sont entachés de dystrophie. Le bromure de potassium s'adressant à la cause de cette aberration de nutrition devra leur être donné dès le bas âge, allié comme dans ma formule au sirop d'écorces d'oranges amères ; à une dose en rapport avec l'âge.

Enfin, les légumes verts, les fruits, le laitage devront faire la base de leur alimentation comme celle de leur parents. Ceux-ci se trouveront bien de l'usage en tant qu'agents médicamenteux, du benzoate de lithine à la dose de un gramme par jour, des eaux de Vichy, Célestins ou Royat-St-Mart.

Il y a un tel lien de parenté entre le psoriasis, le diabète, la goutte, les hémorrhoïdes, la congestion du foie que souvent l'on voit disparaître l'une d'elles pour faire place à l'autre, et de fait cela se comprend.

Un homme vigoureux à teint coloré mange beaucoup ; sa sécrétion gastrique se fait bien ; une partie du chyle va se verser dans la veine sous-clavière gauche ; mais l'autre partie recueillie par les veines mésaraïques est conduite au foie par la veine porte.

En raison de sa puissance digestive, toutes ces veines sont remplies et le foie congestionné ; d'où pléthore abdominale, d'où hémorrhoïdes, puisque celles-ci sont des varices des veines hémorrhoïdales tributaires de la veine-porte ; congestion passive au par stase de la muqueuse gastrique, congestion du foie qui ne peut élaborer tous les produits qui lui sont soumis. Le diabète est en parenté avec les affections précédentes, et peut faire suite à la congestion du foie, soit par la simple exagération fonctionnelle de celui-ci, soit par l'irritation produite sur son pneumogastrique, par la même cause qui détermine la glycosurie quand on pique le plancher du quatrième ventricule cérébral, origine du nerf.

L'homme dont nous parlons est vigoureux. Chez lui, nous venons de le voir, il n'y a pas équilibre entre l'apport et les déchets. L'apport est considérable, les déchets sont petits. Son volume augmente en raison de la rupture de cet équilibre ; il y a de la congestion partout. Le rein se fatigue bientôt d'éliminer sans cesse et ne filtre plus qu'imparfaitement l'urine. Le sang reste chargé d'acide urique et d'urates jusqu'à ce que la diète et le régime lacté aient rétabli l'équilibre, nettoyé le filtre rénal ; alors la goutte disparaît, pour revenir au premier écart de régime. Après plusieurs attaques, les reins sont malades eux-mêmes ; leur trame conjonctive s'hypertrophie pour se rétracter ensuite, englobant dans son atrophie le parenchyme rénal. La filtration urinaire est de plus en plus vicieuse ; la goutte est devenue chronique.

Voilà le lien de parenté avec elle de la gastrite catarrhale, du diabète, des hémorrhoïdes, des affections du foie.

Parmi les affections de l'estomac, il en est une que l'on rencontre environ cinq fois sur cent, qui se caractérise au début par des douleurs et des vomissements et sur laquelle on porte immédiatement un diagnostic, sur lequel on revient bientôt, quand on voit arriver des vomissements de sang. Le malade effrayé accourt bien vite chez son médecin ; car il est bon de le dire, rien n'effraie comme ces sortes d'hémorrhagies.

Or, s'il en est d'elles qui offrent une gravité spéciale, caractéristiques qu'elles sont d'un ulcère de l'estomac, il en est aussi qui ne sont que l'indice de la déviation d'une partie de l'écoulement menstruel. En effet, tous les mois, certaines femmes en raison de conditions qu'il appartient seulement au médecin de déterminer ont tout ou partie de leurs règles s'écoulant par des hémorrhagies gastriques que l'on dit supplémentaires.

En dehors de ces cas où la gastrorrhagie est due à la déviation des règles, elle est toujours l'indice d'un ulcère de l'estomac, et celui-ci est lui-même la caractéristique ou d'une tumeur cancéreuse, et la teinte jaune paille vient bientôt en apporter la confirmation, ou d'un ulcère simple auquel cas l'anémie, le dépérissement vont bien se manifester mais sans la teinte jaune paille et la généralisation ganglionnaire.

On a émis une foule d'hypothèses sur la cause de l'ulcère ; pour moi, c'est tout simplement un ulcère variqueux, comparable en tous points aux ulcères variqueux des jambes et susceptible du même traitement, le repos de l'organe malade. C'est ce qui indique pourquoi le régime lacté donne d'aussi bons résultats. On a vanté à tort les révulsifs à l'épigastre ; leur action est douteuse ; car étant connu le peu de rapport existant entre l'estomac libre dans l'abdomen et la paroi antérieure de celui-ci, on pourrait se demander quelle en serait la façon d'agir. Je l'ai dit ailleurs, toutes les fois que l'on veut décongestionner les viscères abdominaux, c'est par les vaisseaux du rectum et de l'anus, qui afférents à la veine-porte débarrasseront celle-ci et consécutivement ses branches.

La femme est souvent, au début de la grossesse, tourmentée par des vomissements que l'on rencontre chaque fois que l'utérus est le siège de phénomènes pathologiques. Quand les vomissements tiennent à la gravidité de l'utérus, pendant les trois mois qu'ils dureront en général, on ne peut que s'adresser à l'effet, la cause devant durer. Cette indication sera remplie par la potion de Rivière. Deux flacons la composent. L'un renferme une solution d'acide citrique ou d'acide tartrique, l'autre une solution de bicarbonate de soude. Le mélange des deux solutions détermine du citrate ou du tartrate de soude et dégage un grand volume de gaz acide carbonique qui distend les muscles de l'estomac et en amène la paralysie transitoire.

Vous avez sans doute déjà préparé de l'eau de seltz artificielle, à l'aide de deux petits paquets, l'un d'acide tartrique ou d'acide citrique, l'autre de bicarbonate de soude que l'on met tous deux dans un litre d'eau en bouchant hermétiquement, de crainte de laisser échapper le gaz acide carbonique qui va se dégager. Eh! bien, la potion de Rivière n'agit pas différemment; ce sont les mêmes médicaments et les mêmes résultats avec cette différence que le dégagement de gaz se fait dans l'estomac au lieu de se faire dans le flacon. Enfin il sera bon de ne pas oublier ce que j'ai dit ailleurs *quant à la glace*.

Je négligerai de parler d'une foule d'autres moyens qui ne rentrent pas dans le cadre de ce livre. Il en sera question dans le traité des maladies de la matrice que j'espère publier plus tard.

Néanmoins je ne puis passer, sans dire deux mots d'autres vomissements qui surviennent aussi pendant la grossesse, mais différents par la cause de ceux dont j'ai parlé précédemment.

Toutes les fois que les reins (*vulg.* les rognons) ou le foie sont malades, il survient des vomissements. Or, dans certains cas de grossesse, le produit en se développant détermine une telle gêne de la circulation abdominale, que les cuisses et les jambes se couvrent de varices ; que le foie et les reins sont congestionnés et qu'il en résulte ici une néphrite, là une cirrhose, mixtes toutes deux. On dit alors que le rein est cardiaque et que le foie est muscade en raison précisément des désordres dont ils sont le siège, de la densité et de la coloration de leur tissu.

Le rein qui normalement sécrète une urine de bonne qualité, filtre alors un liquide chargé d'albumine que l'on reconnaît en ce qu'elle se prend en caillot quand on la fait bouillir, comme le ferait du blanc d'œuf échappé à travers une fracture de sa coquille dans l'eau bouillante. Pour en avoir la certitude, la contre expérience est nécessaire, car le mucus, liquide sécrété à la surface des muqueuses, se prend aussi en caillot par l'ébullition. On met dans un tube fermé par un bout ou dans un petit verre, de l'urine en question et on y ajoute quelques gouttes d'acide azotique ; si elle renferme de l'albumine, celle-ci est précipitée tandis que si elle renferme du mucus sans albumine il ne se produit aucun trouble.

Si donc les vomissements sont dûs à une congestion passive du foie et des reins, düe elle-même à la grossesse, rien ne sera possible contre la cause primitive, on attendra la délivrance se contentant d'administrer à la malade du lait à profusion ou du moins dans la mesure du possible. Le reste appartient au médecin, car souvent l'éclampsie est proche.

La grossesse n'est pas la seule cause qui détermine des maladies des reins. Il y en a de multiples. Ainsi les fièvres éruptives, en particulier la scarlatine qui se caractérise entre les autres par des vomissements, rares il est vrai, mais qui n'en existent pas moins. La congestion des tubes urinifères correspond à l'hypérémie du derme cutané ; les cellules épithéliales qui les tapissent se gonflent et prolifèrent. Elles obturent les tubuli et l'excrétion urinaire n'a plus lieu jusqu'à ce qu'ils soient redevenus perméables. Les parents disent que l'enfant n'a pas uriné depuis plusieurs jours et qu'il est enflé.

Dans tous les cas de maladie des reins, qu'il y ait une simple congestion, une néphrite interstitielle, parenchymateuse ou mixte, il survient des vomissements ; il est compréhensible qu'on ne peut rien contre eux, mais contre la maladie elle-même il y a des indications.

Vers quatorze ou quinze ans en général, chez le jeune homme, il se produit des phénomènes spéciaux à la puberté ; la barbe croît, la voix se développe en même temps que la tonalité s'en abaisse, le caractère change ; l'enfant devenant homme est rêveur, poétique. Chez la jeune fille d'autres phénomènes inhérents à son sexe apparaissent.

Chez tous les deux, le système nerveux est plus ou moins malade. En raison de ces brusques changements, une certaine dépression des fonctions végétatives survient. La nutrition est incomplète parce que l'équilibre n'existe plus entre les nerfs et le sang ; non que les nerfs soient trop forts, mais parce que le sang ne l'est pas assez, soit qu'il y ait pauvreté ou en globules *aglobulie*, ou dans sa masse *oligaimie*. Les phénomènes nerveux qui surviennent tiennent donc à la disparition de l'équilibre entre les nerfs et le sang, en raison de la faiblesse de celui-ci qui en est toujours le meilleur modérateur. *Sanguis moderator nervorum*, dit un vieil adage.

La perturbation sanguine entraîne donc consécutivement l'aberration nerveuse, mieux l'aberration nutritive qui se caractérise chez les pubères par les troubles gastriques, éructations, ballonnement de l'estomac et des intestins ; dégoût de certains aliments, vomissements, constipation. Le système nerveux de certaines fillettes est tellement maître de la situation et mal équilibré qu'on en a vu dérober des cornichons ou de la salade dont leurs parents les avaient privées. Car il existe dans le monde un préjugé qui fait considérer les crudités comme nuisibles dans ces cas. C'est une erreur.

Il est évident qu'elles n'alimentent guère, mais elles ne sont pas nuisibles, et au contraire, en donnant une espèce de contentement, elles permettent d'y joindre des substances d'un pouvoir nutritif moins douteux.

La perturbation sanguine, avons-nous dit, aggrave l'aberration nerveuse.

Alors, tous nos soins vont donc se concentrer vers un point. Augmenter par tous les moyens possibles, ou la masse sanguine si elle pêche dans son entier, ou sa matière colorante, si elle manque de globules, en même temps que nous rétablirons artificiellement l'équilibre nerveux.

Si la masse du sang est inférieure à sa normale, les indications les plus précises consistent à faire élaborer par l'estomac, en y joignant de la pepsine, une plus grande quantité de substance alimentaire. Il est certain que si avant la puberté, l'estomac sécrétait du suc gastrique pour digérer par exemple cent grammes de viande ; il est certain, dis-je, que depuis, l'aberration nerveuse a réduit cette sécrétion à une quantité très inférieure avec perversion dans la qualité. Si donc nous administrons, à chaque repas, du sirop d'écorces d'oranges amères bromuré qui apaisera le système nerveux pendant le temps du traitement, la qualité deviendra meilleure ; et si jusqu'à ce qu'elle le soit, nous donnons de la pepsine pour digérer cent grammes de viande, le résultat de l'élaboration sera un appoint sanguin dont les bienfaits sont indiscutables.

Mais nous venons de considérer la masse du sang comme inférieure à la normale. — Or, d'aucuns disent : la masse du sang dans la chloro-anémie ne diminue pas; ce sont les globules qui sont en nombre inférieur et d'autres ajoutent : les globules diminuent en nombre et en poids.

Cette façon d'apprécier n'invalide en rien la nôtre, car notre méthode en agissant sur la nutrition en général ne peut être qu'utile quoiqu'il arrive. Seulement, nous y joindrons en particulier l'usage du fer, non parce que les globules en renferment dans leur totalité quelques décigrammes, mais parce que pratiquement, empiriquement, on en a reconnu les bienfaits; sans savoir si ces derniers sont dûs à la stimulation de la nutrition, ou à l'augmentation directe de l'hématine par les ferrugineux.

C'est empiriquement aussi que nous conseillerons le quinquina. Car je n'ai jamais pu comprendre comment il agit, et bien d'autres comme moi, puisque (je cite textuellement) le Dr X. dit qu'il agit en rendant turgides les vaisseaux qui sillonnent la muqueuse, partant alimentent les glandes à pepsine, et que le Dr Z. dit qu'il agit en activant la rénovation moléculaire et en augmentant la force.

De quelque façon qu'il agisse, on est certain qu'il fortifie à la condition toutefois d'être quinquina et non écorce de chêne. Or, il y a du quinquina rouge à trente francs le kilo et du jaune maracaïbo à trois francs, sans compter quelques centaines d'espèces intermédiaires à des prix variables. Le quinquina rouge vrai, le meilleur est rare, la pharmacie alors a pris de mauvais quinquinas jaunes qu'elle a rougis à l'aide des vapeurs ammoniacales, et le pauvre malade est une fois de plus trompé. Le quinquina comme le fer ne doivent jamais être pris avant le repas, car ils précipitent la pepsine et empêchent la digestion. Leur administration doit se faire longtemps après le repas quand la digestion est presque achevée.

Nous sommes à peu près arrivés au terme de notre étude ; c'est-à-dire que nous avons envisagé en commun l'état pathologique et l'état physiologique de l'estomac. Nous allons voir maintenant quels sont les moyens thérapeutiques qui sont à notre disposition pour rétablir dans leur intégrité les fonctions gastriques. Du reste, si nos indications ne répondaient pas d'une façon absolue aux *desiderata* des lecteurs, nous nous sommes toujours fait un devoir de répondre immédiatement à toutes les demandes écrites. Cette règle de notre passé, nous continuerons à la suivre dans l'avenir, heureux si les résultats obtenus nous prouvent combien les malades ont goûté notre œuvre.

Enfin, notre cabinet de consultation nous le rappelons à nos lecteurs, est ouvert tous les jours de une à trois heures. Pour ceux qui peuvent se déplacer, il vaut mieux qu'ils viennent, car une consultation par lettre ne vaut jamais une consultation de *visu*.

La base de tout notre traitement repose sur l'hygiène de l'estomac. Tout estomac malade doit se reposer pour se rétablir, c'est la condition essentielle à la guérison. Donc, ne pas manger, mais comme on ne pourrait vivre dans de telles conditions, il faut absorber des aliments ayant pour leur dissolution besoin du minimum de travail digestif. Ainsi, le jus exprimé de la viande de bœuf préalablement incisée et chauffée ; le fromage récent, les œufs à la coque mollets, certains poissons de rivière ou de mer, maigres, le blanc de poulet bien cuit, sont les meilleurs aliments. Tous les corps gras sont opposés à une bonne digestion. Leur élaboration devant se faire dans l'intestin, l'estomac se fatigue inutilement à les faire progresser. Si nous arrivons au traitement médicamenteux, nous dirons pour le simplifier que les diverses affections gastriques sont, ou bien douloureuses, ou bien fonctionnelles, c'est-à-dire que dans le premier cas, le malade souffre; dans le second, il ne souffre pas, mais les fonctions digestives sont perverties.

Le malade souffre, mais la fonction digestive est intacte. Alors, c'est une névrose douloureuse, une gastralgie. Le malade souffre et la digestion ne se fait plus ; c'est une névrose à la fois douloureuse et végétative ; c'est une gastralvésanie. Dans le premier cas, il faut se demander si un nerf pneumo-gastrique n'est pas malade dans sa longueur ou s'il ne reflète pas un état maladif du bulbe d'où il émane. Les nerfs pneumo-gastriques parcourent en effet une grande étendue avant d'arriver à l'estomac. Ce sont deux nerfs mixtes, c'est-à-dire sensitifs et moteurs. Du moment qu'il y a de la douleur, c'est bien eux qu'il faut mettre en cause dans quelque partie de leur étendue qu'on les considère. Au contraire, si en même temps que de la douleur, il y a aberration digestive, il faudra mettre en cause l'estomac lui-même puisque le nerf grand sympathique sera malade, lui qui est un nerf végétatif, c'est-à-dire de nutrition en même temps que le sera le nerf sensitif, le nerf pneumo-gastrique. La manifestation pathologique indiquant que ces deux nerfs sont malades, il en résulte qu'ils ne le sont que médiatement parce que les tissus dans lesquels ils se répandent le sont.

Si la cause de la gastralgie ou névrose douloureuse de l'estomac peut être dans le cerveau à l'origine des nerfs gastriques ; si elle peut être entre le cerveau et l'estomac lui-même, siégeant sur un point quelconque d'un nerf pneumo-gatrique, soit due par exemple à la compression du nerf par une tumeur, un anévrisme etc., elle peut aussi avoir pour origine un amas de ganglions nerveux, appelé plexus solaire, entourant de son enchevêtrement le tronc vasculaire, appelé cœliaque, et la partie supérieure de l'aorte abdonnicale. Ce plexus qui renferme deux espèces de ganglions, dont deux appelés ganglions semi-lunaires ont le volume d'un haricot, peut être considéré comme un cerveau végétatif, comme une pile de renforcement spécialement destinée aux viscères abdominaux. Il découle de cette considération que, placé sur le trajet des nerfs sympatiques et pneumo-gastriques, le plexus solaire, ou malade, ou comprimé par une tumeur quelconque, ou un anévrisme, doit impressionner d'une manière fâcheuse le ventricule gastrique par les rameaux qu'il lui envoie.

Il peut en être de même dans le cas de gastralvésanie ou névrose douloureuse, compliquée de perversion fonctionnelle.

La gastralvésanie est un symptôme commun à toutes les affections inflammatoires des tuniques de l'estomac. Une personne a absorbé un liquide corrosif. La muqueuse est détruite. Les trois actions des deux nerfs se répandant dans le viscère vont se manifester. Le grand sympathique cessera de congestionner physiologiquement les glandes à pepsine, l'action de ses nerfs vaso-moteurs sera suspendue. Le pneumogastrique dont les rameaux auront été atteints par le caustique fournira la douleur et les vomissements.

La gastralvésanie, symptôme de toute affection inflammatoire de l'estomac, se caractérise par les deux éléments : douleur et aberration digestive. Nous venons donc déjà d'étudier deux manifestations nerveuses des affections de l'estomac. Dans la première, gastralgie, il y a seulement de la douleur, le nerf pneumo-gastrique est seul en cause. Dans la seconde, gastralvésanie, il y a douleur et perversion digestive ; le nerf pneumogastrique et le nerf grand sympathique sont en cause, le viscère musculeux dans lequel ils se répandent est malade. Une troisième manifestation nerveuse c'est la gastrovésanie. Le nerf grand sympathique seul est malade, la sécrétion pepsique est nulle ou bien pervertie. Les aliments alors ne sont pas digérés ou fermentent, et si la douleur survient, ce n'est que trois ou quatre heures après les repas, quand la muqueuse irritée elle-même par les produits mauvais de la sécrétion pervertie sent, par le pneumogastrique et quand celui-ci en fait contracter la tunique musculeuse pour obtenir la progression du bol alimentaire.

Les trois termes symptomatiques des affections

de l'estomac sont donc — douleur — douleur et perversion de sécrétion, — perversion de sécrétion. — Soit : gastralgie — gastralvésanie — gastrovésanie.

Quand la gastralgie sera symptomatique d'une affection cérébrale, c'est à celle-ci qu'on devra s'adresser. On appliquera, par exemple, un vésicatoire à la nuque et on l'entretiendra avec le papier épispatique pendant un mois, si besoin est.

On administrera en même temps le Sirop de Chloral, une cuiller à soupe à trois heures d'un repas, à la condition que la chose soit possible, c'est-à-dire que la branche sensitive du pneumo-gastrique seule soit atteinte, car si la branche motrice l'était également, les vomissements surviendraient, puisque c'est elle qui préside aux contractions stomacales et alors l'alimentation étant impossible, le sirop de chloral ne serait pas non plus toléré. On commence alors par endormir l'estomac en l'anesthésiant avec la glace, absorbée en petits fragments, que l'on avale entiers. Ce sommeil gastrique ne durera que le temps de l'absorption de la glace, mais il permettra l'administration du sirop de chloral ou du sirop d'écorces d'oranges amères bromuré très pur. Ce qui devra surtout guider dans l'administration de l'un ou de l'autre de ces deux médicaments, c'est que l'un, le premier, est seulement un calmant, tandis que le second est calmant ou mieux sédatif et modificateur de l'action nerveuse. C'est lui qui conviendra surtout quand il y aura, non seulement gastralgie, mais encore vésanie ou gastralvésanie ; voire même dans les cas de gastrovésanie. Sa dose sera alors d'une cuillerée à soupe, un quart d'heure avant chaque repas.

J'ai déjà dit ailleurs comment, dans certains cas de gastrite ou gastralvésanie, l'application de sangsues à l'anus pouvait être utile ; je n'y reviendrai pas.

Dans tous les cas de vésanie, ou gastrique ou gastralgique, la modification nerveuse n'est pas la seule indication ; il est encore nécessaire de suppléer par l'administration de médicaments convenables ou bien à l'insuffisance de la sécrétion gastrique, ou bien à l'aberration de cette sécrétion.

S'il y a insuffisance de sécrétion, il faudra absorber de la pepsine sous une forme convenable ; suppléer artificiellement à celle que l'estomac ne fait pas en ingérant celle que la pharmacie est parvenue à retirer de l'estomac du mouton ou du porc. Un gramme de cette pepsine extraction, en pâte, et portant un cachet de garantie, digère cent grammes de viande en trois ou quatre heures, si on la place avec celle-ci dans une soupière, par exemple; qu'on ajoute de l'eau tiède et qu'on entretienne à la température du sang. Or, si un gramme de pepsine digère cent grammes de viande dans une soupière, il est certain que le résultat ne sera pas différent dans l'estomac, certainement plus apte par lui-même à faciliter la digestion que le vase.

Et notez que cette substance ne peut avoir aucune action nuisible, puisqu'elle est faite avec des estomacs de bêtes et ne renferme absolument rien de toxique.

Elle devra être administrée, ai-je dit, sous une forme convenable. C'est qu'un grand nombre de substances la contrarient dans ses effets. L'alcool, par exemple, l'annihile absolument; d'où l'insuffisance des élixirs de pepsine que l'on conseillait autrefois. C'est ce qui explique aussi pourquoi les buveurs d'eau-de-vie ont de mauvaises digestions; ce liquide détruit la pepsine normale de l'estomac et détermine ou de la gastralvésanie ou de la gastrovésanie avec la perversion de sécrétion appelée pituite.

Le tannin s'oppose également à l'action de la pepsine d'où la digestion difficile de ceux des vins du midi qui en sont fortement chargés et aussi d'où la nécessité de ne jamais conseiller le vin de quinquina avant le repas.

Le fer ou pulvérisé ou sous forme de sel de

fer, de pilules, de pastilles que l'on donne aussi aujourd'hui d'une façon banale et sans indication ne convient pas non plus avant les repas à cause de son action sur elle. Il en est de même des préparations phosphorées ; des alcalins, magnésie, soude, potasse, etc. Le mode le plus convenable de l'administrer est sous forme de sirop préparé à froid avec vingt grammes de pepsine extractive par litre et acidifié avec une goutte seulement d'acide chlorhydrique ou quelques gouttes d'acide lactique. Comme la pepsine coûte très cher, que ce sirop ne se conserve pas à moins d'être falsifié avec l'acide salicylique qui en détruit l'effet dans l'estomac, il sera bon d'avoir pour le fabriquer un pharmacien d'une honnêteté certaine, sans quoi le sirop pourrait être fait ou bien avec de la pepsine douteuse et de mauvaise provenance ou bien avec une quantité inférieure à celle que j'ai indiquée.

La pepsine en pâte s'étire en longs filaments qui peuvent atteindre un demi-mètre avant que de se rompre ; elle est d'un beau jaune d'or quand elle est de provenance choisie ce qu'on doit toujours exiger — un de mes consultants m'en fit voir il y a quelque temps un échantillon acheté chez un pharmacien que je ne veux pas nommer; il ressemblait comme couleur à du raisiné de Bourgogne et ne s'étirait pas plus que lui. Sa qualité digestive devait être représentée par zéro. Il est donc bon que le public soit mis en garde contre la façon malhonnête d'agir de certains pharmaciens ; car, s'il en est dans le nombre dont la dignité est au-dessus de toute suspicion, il en est malheureusement qui ne sont que des épiciers diplômés.

Si je conseille à mes dyspepsiques de préparer eux-mêmes leur sirop de pepsine, c'est que s'ils prennent les précautions que j'indique quant au choix de la pepsine ils sont certains d'avoir un médicament d'une incontestable valeur ; tandis que si leur ordonnance tombe entre les mains d'un pharmacien aussi peu scrupuleux que celui dont je viens de parler, ils peuvent avoir un sirop fait d'abord avec un produit inférieur et ensuite avec une quantité insuffisante.

La pepsine étant un produit physiologique contenu dans l'estomac doit être obtenue dans des conditions telles que sa chaleur et la chaleur ambiante ne dépassent pas la température normale de l'homme.

Celle-ci étant de 37°, il en résulte qu'une pepsine obtenue à une température supérieure à ce chiffre perdra de sa valeur avec l'augmentation du degré calorique. D'où le peu d'activité des pepsines noirâtres qui sont des pepsines surchauffées.

Une condition qui influe sur l'action peptonisatrice de la pepsine, c'est son origine. Le veau, le mouton étant herbivores fournissent un médicament moins actif que le porc qui est omnivore.

Le sirop de pepsine devra être préparé à froid. On fait dissoudre dans un verre d'eau froide vingt grammes de pepsine extractive ; plusieurs heures sont nécessaires pour obtenir la complète dissolution.

D'autre part, on fait fondre sur le feu un kilo de sucre dans un demi-litre d'eau ; on a alors près d'un litre de sirop auquel on ajoute *après qu'il est refroidi* le verre de solution de pepsine.

On trouve dans la pharmacie une pepsine dite amylacée parce qu'elle est additionnée d'amidon ou de dextrine qui favorisent sa conservation. Elle doit être titrée et dosée de façon que tant de grammes digèrent tant de grammes de fibrine (six fois son poids). — Mais comme ici la fraude est facile, puisqu'on peut y ajouter à nouveau de ces poudres inertes après le dosage, nous n'en conseillons pas l'emploi.

Une indication qu'il ne faudra pas oublier lors de l'administration de la pepsine, c'est que la viande absorbée soit bien mastiquée. Il est compréhensible que si cette substance est entièrement pénétrée par le dissolvant, elle sera plus vite et plus facilement digérée que si, avalée en morceaux, elle est attaquée seulement par son pourtour. Si bon que soit le médicament, il ne faut pas lui demander plus qu'il ne peut.

Nous venons d'envisager les cas où la gastrovésanie se caractérise par l'insuffisance de sécrétion pepsique. Lorsqu'au contraire elle se manifeste par la perversion dans la quantité, il y a toujours aussi perversion dans la qualité. On doit alors absorber à l'aide de certains médicaments celle qui, dans l'estomac, est fabriquée de mauvaise nature et apte à déterminer la fermentation et non la digestion des aliments. C'est ce qui explique pourquoi tant de personnes aux digestions laborieuses ont après les repas l'estomac distendu par les gaz au point de supporter avec peine la ceinture et d'avoir des éructations nidoreuses continuelles ; les aliments, dans ce cas, fermentent au lieu de digérer, comme du raisin que l'on mettrait dans une cuve pour en faire du vin.

Cette sécrétion de mauvaise nature est le plus souvent très acide. On la neutralise alors avec certaines poudres absorbantes, bismuth, magnésie, charbon ; puis on ingère du sirop de pepsine extractive qui vient remplacer celle que l'estomac eût du faire normalement. Le bismuth, la magnésie, le charbon, en absorbant les liquides sécrétés, s'adressent à l'effet ; la pepsine supplée. Enfin le sirop d'écorces d'oranges amères bromuré très pur, en s'adressant à la cause nerveuse, rétablit petit à petit l'équilibre et, au bout d'un certain temps de cette médication, les digestions redeviennent normales (1).

Si, d'autre part, je conseille spécialement le sirop d'écorces d'oranges amères bromuré très pur, d'origine choisie, c'est que, pour que son action soit certaine, il a besoin d'être privé de tout iodure qui en contrebalancerait l'effet.

Une cause dont je parle seulement en dernier lieu pour que l'on apporte à son étude toute l'attention qu'elle mérite : c'est la constipation opiniâtre si commune chez les femmes. Certaines d'entre elles ne vont à la selle que tous les trois, quatre, huit jours. Or, quand une cheminée n'a pas de tirage, impossible d'y faire du feu. Quand le tube digestif est rempli, il lui est impossible de recevoir des aliments. Les médicaments que l'on

(1) Un de nos amis, pharmacien distingué de Troyes, a trouvé le moyen d'allier dans des Pastilles au bismuth et à la magnésie, des extraits amers dont le quinquina est la base. Lors donc qu'il y aura lieu d'absorber les liquides en question, il vaudra mieux au lieu d'ingérer les poudres ou les pastilles simples de bismuth et de magnésie, se servir de ces Pastilles qui agiront alors, non seulement comme bismuth et magnésie, mais aussi comme toniques à la façon du quinquina, en activant insensiblement la rénovation moléculaire nutritive des divers systèmes de l'économie animale, et par suite, en augmentant leur force d'une manière durable.

a proposés pour amener la liberté du ventre sont nombreux, mais un grand nombre ont de multiples inconvénients. La rhubarbe après avoir débarrassé l'intestin constipe plus que jamais ; l'aloès donne des hémorrhoïdes ; la coloquinte amène des pertes chez les femmes ; les purgatifs salins et huileux fatiguent l'estomac, etc. J'ai beaucoup employé les pilules dites *d'illicium* et de podophylle ; leur composition dans laquelle entre l'anis étoilé, et d'autres plantes inoffensives dont l'action est absolument certaine et sans inconvénient m'a fait souvent les prescrire, j'en ai toujours obtenu de bons résultats. Il suffit de prendre le soir, trois heures après souper, une ou deux de ces pilules pour obtenir une selle libre le lendemain matin.

Il peut arriver néanmoins, qu'en raison des conditions spéciales à la personne qui les absorbe, elles ne soient pas tolérées et déterminent de violentes coliques ; alors c'est aux lavements qu'il faudra recourir. Ou bien aux lavements froids, ou bien aux lavements tièdes, mais faits alors avec l'infusion de feuilles de séné, de colutea ou baguenaudier et d'anis.

Les lavements dits de *Colutea* dont la formule est de :

Feuilles de séné........ 10 gr.
— de baguenaudier 10 gr.

Graines d'anis.......... 5 gr.

ont un avantage sur les pilules d'anis étoilé et de podophyllin en ce qu'ils ne touchent pas à l'estomac. Ce dernier et le petit intestin sont chargés spécialement de la digestion. Le gros intestin qui y fait suite et aboutit à l'anus filtre encore dans sa première portion, *cæcum* et *colon ascendant* les parties solubilisées entraînées avec le bol alimentaire. Mais dans sa dernière partie, il n'est plus qu'un réservoir à matières fécales, une espèce de poche dont la nature a doué l'animalité et où s'accumulent les résidus impropres à la nutrition, appelés à être expulsés. L'infusion de sené et de baguenaudier agit spécialement sur cet intestin en faisant contracter, plisser trois plans de fibres qui le longent d'un bout à l'autre. La contraction, le plissement des faisceaux en question diminue la longueur de l'intestin; celle du contenu ou bol fécal restant la même, celui-ci doit s'échapper par l'anus. Singulière conversation que nous avons là, n'est-ce pas? Mais en fait de science on dit tout.

Le plissement en question détermine de la douleur, ce sont les coliques, l'addition de l'anis n'a d'autre vertu que celle de les rendre moins violentes.

Pour que les lavements en question soient actifs, il faut qu'ils soient absorbés; par conséquent gardés une heure ou plus, et pour cela que l'eau bouillante qui a servi pour l'infusion soit comme quantité de deux verres au plus, un lavement plus considérable ne serait pas toléré. Ces lavements conviendront spécialement pour la constipation simple par paresie intestinale. Lorsqu'elle aura pour cause l'acholie ou insuffisance de la sécrétion biliaire, ce sont les pilules d'anis et de podophylline qui conviendront le mieux, ce dernier médicament étant avec le calomel le meilleur des cholagogues, c'est à dire des purgatifs facilitant l'écoulement biliaire. Le calomel devra être réservé pour les affections inflammatoires du foie. Nous en parlerons dans une autre conférence lorsque nous traiterons des affections de ce viscère.

Troyes, le 1er Août 1887.

Dr A. BAZIN.

IMPRIMERIE DU PETIT TROYEN

www.ingramcontent.com/pod-product-compliance
Ingram Content Group UK Ltd.
Pitfield, Milton Keynes, MK11 3LW, UK
UKHW020428230726
13925UKWH00004B/1645

9 782013 675925